APPLICATIONS

DE LA MÉTHODE RÖNTGEN

AUX SCIENCES MÉDICALES

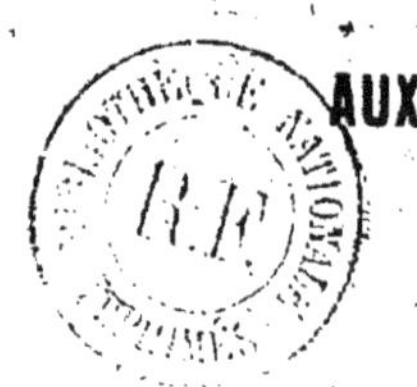

PAR LES

Drs OUDIN & BARTHÉLEMY

Communications aux Congrès de Nancy et de Londres
(AOUT 1896)

PARIS
IMPRIMERIE ALCAN-LÉVY, 24, RUE CHAUCHAT, 24

1896

APPLICATIONS

DE LA MÉTHODE RÖNTGEN

AUX SCIENCES MÉDICALES

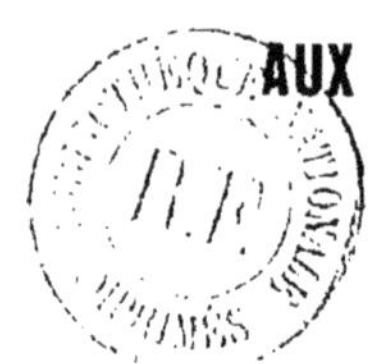

PAR LES

Drs OUDIN & BARTHÉLEMY

Communications aux Congrès de Nancy et de Londres
(AOUT 1896)

PARIS

IMPRIMERIE ALCAN-LÉVY, 24, RUE CHAUCHAT, 24

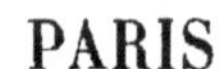

1896

APPLICATIONS

DE LA

MÉTHODE RÖNTGEN

AUX SCIENCES MÉDICALES

Par les Drs OUDIN et BARTHÉLEMY

I. — Exposé de la question ; historique ; applications générales. Le professeur Röntgen publia son célèbre mémoire vers la fin de décembre 1895. Nous fûmes, comme tant d'autres, très vivement frappés de l'importance de cette découverte qui était, comme on l'a fort bien dit, un saut brusque dans l'inconnu : de là notre projet de répéter et de contrôler ces curieuses expériences et d'en appliquer sans retard les résultats ; de là notre conviction que, quelles que puissent être les conséquences théoriques de cette nouvelle découverte, c'était la médecine et la chirurgie qui devaient en retirer les bénéfices pratiques les plus immédiats.

Quel ne fut pas notre étonnement, quand, après avoir traduit soigneusement et à fond le mémoire de Röntgen, nous ne trouvâmes indiqués que les résultats, mais nulle part les moyens de répéter les expériences.

Toutefois le doute n'était pas permis ; nous nous mîmes à l'œuvre en vue d'obtenir, nous aussi, les résultats signalés. Ce ne fut ni sans peine ni sans perte de temps. On peut s'en rendre compte en sachant que Röntgen, après avoir donné les renseignements les plus précis sur la manière dont se comportent les rayons X vis-à-vis des métaux, des sels, des solutions, des tissus organiques, et indiqué leurs propriétés physiques, leur absence de réflection et de réfraction, leur mode de propagation. etc., etc., l'éminent professeur de Wurzbourg se contentait de dire que ces propriétés pouvaient être observées avec un écran couvert de platinocyanure de baryum, et même être fixées sur une plaque photographique.

Et c'était tout. Aussi on devine ce qu'il nous fallut répéter de tentatives vaines avant de réussir à faire un écran fluorescent des plus imparfait. Et, combien de tâtonnements nous furent nécessaires, à nous qui étions habitués aux manipulations photographiques ordinaires et à l'impressionnabilité instantanée des plaques dont nous nous servions, avant de trouver que ce n'est qu'après vingt minutes d'activité que le tube fournit des résultats photographiques appréciables, et qu'il fallait des heures pour avoir quelque chose d'à peu près satisfaisant. Nous craignions toujours de brûler nos plaques par une exposition trop prolongée à ces rayons mystérieux et nous ne posions pas assez longtemps : entre l'instantané et 20 minutes on voit quelle marge il y a. N'obtenant rien, nous allâmes jusqu'à promener pendant cinq minutes le tube sur la main dont nous voulions avoir l'empreinte; ce qui nous a donné une toute première épreuve (1) assez intéressante pour l'histoire de nos tâtonnements, mais dépourvue de toute netteté et de toute régularité. C'est ainsi que nous conquîmes cet enseignement pratique qu'il ne faut pendant l'expérience, si longue soit-elle, aucun mouvement ni du tube sur la main, ni évidemment de la main sur la plaque, etc.

Quoi qu'il en soit, à force de varier nos tentatives, nous sommes arrivés, les premiers en France, à obtenir les résultats indiqués par Röntgen et recherchés par tant d'autres, et le 21 janvier 1896, à l'Institut de Paris, le professeur Henri Poincaré, pût présenter, en notre nom, une épreuve de main aussi nette que celle du professeur Röntgen (4). La semaine suivante, à l'Académie de médecine de Paris, le 28 janvier, le professeur A. Fournier rendit compte de nos expériences ; et, dans les deux assemblées, nous indiquions en détail le dispositif et la technique du procédé qui nous avait réussi. Nous exposions ainsi à tous le résultat de nos recherches : d'une part nous évitions aux expérimentateurs le temps perdu inutilement : et d'autre part, nous les conviions, tous et de notre mieux, à joindre leurs efforts aux nôtres pour les progrès futurs de la méthode : il fallait à tout prix et le plus vite possible doter la médecine de ce nouveau mode d'exploration.

Sans accepter ce qu'on a dit alors avec trop de bienveillance, à savoir que nous étions « coutumiers d'actions d'éclat à l'avant-garde », nous avons conscience d'avoir, pendant un court instant (selon l'expression maintenant si usitée), détenu ce record.

Depuis ce jour, on sait avec quelle activité, avec quelle fièvre on se mit à l'œuvre de tous côtés. Il n'est pas de semaine, pas de jour presque, qui n'ait marqué un progrès dans l'étude physique des rayons Röntgen, un perfectionnement dans la technique de leurs applications. Chacun s'efforça de faire progresser la nouvelle méthode. Et si vous comparez aujourd'hui la première radiographie du 21 janvier aux dernières que nous vous présentons, si vous pensez que pour obtenir les premières nous posions 45 minutes, et que nous obtenons les dernières en moins de 45 secondes, vous verrez combien en effet ont été efficaces et combien rapides ont été les progrès.

En *Allemagne*, tous les laboratoires suivirent l'impulsion de l'illustre initiateur de Wurtzbourg et une revue illustrée, exclusivement réservée à cette branche de la science, fut fondée sans plus tarder et prospéra.

En *Angleterre*, en *Italie*, en *Amérique*, les résultats les plus heureux et parfois les plus intéressants furent obtenus. On chercha d'abord à se passer de la photographie et à utiliser pour cela la propriété des écrans fluorescents trouvés par Röntgen ; c'est ainsi que Salviani d'abord, avec le platinocyanure de barium mêlé de glycérine, Edison ensuite, avec le tungstate de calcium agglutiné par du collodion, créèrent des appareils nommés *fluoroscopes* sur l'étude et sur les applications desquels nous reviendrons plus loin.

En *Belgique*, Van Heurck se fait vite remarquer par la puissance et par la netteté de ses épreuves.

Mais laissant de côté ce qui se passe à l'étranger, nous ne parlerons que de ce qui s'est fait en *France*, parce que ce n'est que là que nous avons suivi de près le mouvement et que nous pouvons avec quelque certitude exposer exactement ce qui s'est passé relativement aux applications scientifiques et médicales des rayons Röntgen.

Les noms de d'Arsonval (Collège de France), de Chappuis (Ecole Centrale), de Colardeau (Collège Rollin), doivent être cités en première ligne. Puis ceux de Perrin (Ecole Normale), de Benoît et Hurmuzescu (Sorbonne), Imbert et Bertin-Sans (Lab. de Physique de Montpellier), de Londe (Salpêtrière), d'Ogier (Lab. de toxicologie), enfin de Chabaud et Radiguet.

Comme application industrielle des plus intéressantes, nous citerons les travaux de Maurice Meulans, de Nancy, répétés par A. Buguet, de Rouen, qui firent servir les rayons X à différencier les diamants faux des vrais. Ce fut là la première tentative heureuse pour démontrer que les rayons de Röntgen pouvaient servir à étudier la constitution chimique du corps ; ce que viennent de confirmer les travaux de Sehrwald, de Fribourg, sur l'opacité relative des métalloïdes.

Pour en revenir à la médecine, les accoucheurs, et avant tous les autres, Bar, un de nos premiers collaborateurs, puis Pinard et Warnier, s'efforcèrent de faire profiter leur spécialité des propriétés des rayons Röntgen. De leur côté, les chirurgiens cherchèrent aussitôt à en tirer parti pour mieux connaître les situations de certaines tumeurs, pour les fractures compliquées, pour les balles brisées et d'autres corps étrangers, pour diverses espèces de lésions (coxalgies, rhumatismes, syphilose et tuberculose des os, etc.). De même les anatomistes et les zoologistes, par des injections métalliques dans la circulation, purent obtenir des clichés utilisables à leurs recherches. Lannelongue fut le premier à nous demander notre concours et toutes les premières épreuves qu'il présenta à l'Institut furent faites par nous, soit chez nous, soit à son laboratoire de l'hôpital Trousseau, et sur des pièces tirées de son musée anatomique ou sur des sujets de son service. Citons ensuite Périer, Guyon, Michaux, Guinard, Doyen, Bazy, Jalaguier, Polaillon, etc. Comme bien on pense, les médecins ne restèrent pas indifférents à la nouvelle découverte; Fournier, Bouchard, Besnier, Landouzy, Hutinel, etc., doivent être ici par nous remerciés pour les encouragements qu'ils ont donnés à nos efforts.

Entre temps la technique se perfectionnait et la puissance des sources productrices des rayons X était augmentée de façon à pouvoir explorer des régions du corps humain de plus en plus profondes.

II. — DESCRIPTION DES RÉSULTATS DÉJA OBTENUS. Il ne peut nous venir à l'idée d'exposer ici en détail toutes les applications médico-chirurgicales, anatomiques et obstétricales que nous avons déjà réalisées, notre collection se montant à plus de 80 clichés de cas pathologiques différents. Nous signalerons seulement et en passant quelques *diagnostics absolument impossibles à faire par d'autres procédés.*

Comme corps étrangers citons :

1° Deux millimètres d'acier fixés sous le périoste, dans une jointure phalangienne au milieu d'un phlegmon. Le chirurgien pût, après avoir ouvert l'articulation, retirer le minime corps étranger qui causait l'inflammation (42).

2° Une balle qui s'était creusée une loge à la base d'une phalange dans l'épaisseur de l'os, de telle façon que, depuis plusieurs années, elle restait enkystée à ce niveau sans que la palpation put déceler sa présence ; deux tentatives d'extraction avaient été faites dans d'autres points de la main où on avait cru la sentir (29).

3° Comme exemple d'autres diagnostics presqu'impossibles sans les rayons de Röntgen, nous citerons plus particulièrement cette lésion du coude à la suite d'un grave traumatisme (luxation compliquée de fractures et d'arrachements osseux) ; après consolidation les mouvements étaient restés impossibles. Nous pûmes déterminer qu'il s'agissait d'une saillie osseuse fracturée, englobée dans un col exubérant, formant hyperostose. On comprend combien l'opération ainsi éclairée à l'avance, fut simplifiée (49).

4° Et cet autre coude, tuméfié par le traumatisme, chez une enfant de 12 ans, et où le décollement épiphysaire fut nettement mis à nu : Importance pour la meilleure application de l'appareil de contention (47)

5° Et cet enfant dont il nous fut possible de montrer à travers les viscères et l'abdomen le siège et l'étendue du mal de Pott (39). Chez cet autre nous pûmes nettement délimiter la lésion circonscrite au début d'une périostite tuberculeuse de l'extrémité supérieure du fémur (coxalgie tuberculeuse commençante) (44). De même pour cette tumeur blanche du genou, dont le cliché présente cette particularité que les faisceaux et les insertions musculaires sont nettement déterminés (60). Et ces diverses photographies de régions où des balles (les épreuves sont intéressantes à comparer N°s 28 et 29), où des corps étrangers, fragments d'os, verre, aiguilles, clous, etc., sont exactement indiqués, malgré l'inflammation, le gonflement et la suppuration des parties molles ambiantes. Avait-on pu voir auparavant avec cette netteté les lésions de la myosite ossifiante progressive? (52. 1, 2, 3).

Voici des malformations congénitales rares des extrémités (59). Quant à cette épreuve, elle représente une tumeur dure qui est montrée parallèle, mais indépendante de l'os (26); celle-là fait voir le début du processus acromégalique (51); cette autre, les lésions trophonévrotiques des ligaments, des tendons et même des os dans le rhumatisme chronique (21), (23), (46) dans la dilatation d'estomac (32), etc.

Nous avons pu étudier l'ostéogenèse et préciser l'époque où chez le fœtus et l'enfant les régions cartilagineuses se laissent infiltrer par les cellules osseuses, notamment pour les os du carpe et du tarse (N°s 11, 15, 33, 34, 26, 27, 27 *bis*); les travaux poursuivis dans cette voie pourront rendre de précieux services à la médecine légale.

On peut même utiliser les radiographies pour apprécier les retards, les arrêts de croissance chez les enfants, myxœdémateux, rachitiques, (36-37) et hyperazoturiques, (Hertoghe, d'Anvers) soumis au traitement par les sucs organiques (thyroïdine, etc.), la croissance pouvant être considérée comme possible aussi longtemps que persistent les cartilages d'ossification ou d'accroissement. (Van den Corput, Acad. de méd. de Belgique.)

A rappeler encore les expériences de Sehrwald (de Fribourg en Brisgau), d'où il résulte que la radiographie peut constituer un procédé d'analyse chimique qualitative et quantitative. (Sem. méd. 29 juillet **1896**.)

Enfin, quelques médecins ont tenté l'application des rayons Röntgen à l'atténuation des virus en se fondant sur les résultats analogues obtenus par divers procédés: ce que faisaient la chaleur et l'électricité, surtout sous sa forme de courants alternatifs à haute fréquence et tension, — les radiations, pensait-on, devaient aussi le produire.

Lortet et Genoud, à Lyon, semblent avoir obtenu contre la virulence tuberculeuse des résultats si encourageants que quelques malades, nous le savons, sont déjà soumis à ce traitement à Paris.

Ce n'est pas seulement la médecine générale et la chirurgie qui doivent bénéficier de la découverte de Röntgen. Il n'est guère de spécialité qui n'en puisse tirer profit ; et en effet la dermatologie et la vénéréologie semblaient ne devoir jamais utiliser la radiographie. Et pourtant les résultats actuels sont déjà dignes de retenir l'attention des observateurs.

(*a*) Sur cette épreuve 41 par exemple, vous voyez des points *d'ostéite tuberculeuse* nettement déterminés malgré la tuméfaction et la suppuration des parties molles environnantes.

(*b*) La radiographie de ce malade atteint depuis plusieurs années de rhumatismes blennorrhagiques (n° 31) montre, malgré la tuméfaction des doigts, les altérations des tendons et des cartilages, l'hypertrophie des épiphyses, et consécutivement l'amincissement et l'incurvation des diaphyses, véritables troubles trophiques consécutifs. On voit qu'une subluxation (du pouce) peut être une complication de la blennorrhagie (46 bis).

(*c*) Dans cette autre photographie, on voit comparativement la main saine et la main malade. Il s'agit d'une arthropathie psoriasique remontant à deux ans. Malgré cette durée, les os ne sont pas encore intéressés (43). Il semble bien que le psoriasis procède de la périphérie au centre (et non de la moëlle aux extrémités et aux articulations), qu'il s'agit d'abord de névrites périphériques, puis de périarthrites, et enfin de troubles trophiques du côté des os, mais secondaires et consécutifs à la dermatose ou tout au moins ses contemporains : faits plutôt favorables à la théorie chimico-biologique et auto-toxique du psoriasis. Bien entendu, cette conclusion n'est pas proposée sans réserve, et ne peut pas être considérée dès maintenant comme définitive.

d) Sur ce bras et sur cet avant-bras, nous pouvons étudier les lésions osseuses ou périostées dues à la syphilis. Dans le premier cas, c'est le corps de l'os qui est atteint et sur une étendue qu'il n'est pas fréquent de voir aussi considérable (40). La photographie permettra de suivre les progrès du traitement, surtout si l'on peut, comme nous l'avons fait dans un cas, faire la photographie des masses mercurielles introduites dans les muscles sous forme d'huile grise à la dose habituelle de trois gouttes et demie correspondant à sept centigrammes de mercure métallique. Dans le deuxième cas, il y a syphilis osseuse et gomme sous-cutanée non encore suppurée. La douleur et la tuméfaction presque phlegmoneuse étaient si intenses que notre cher maître, le professeur Fournier, et son interne n'avaient pu explorer les os de l'avant-bras. La photographie avait primitivement pour but de déterminer la profondeur de la gomme dans les tissus ; mais elle révéla la lésion de l'os, qui fut, après coup, reconnue très marquée (58). Ainsi fut confirmé ce fait, parfois signalé, de la lésion de l'os sous-jacent, développée antérieurement à une gomme sous-cutanée des régions correspondantes.

Nous ne multiplierons pas davantage les exemples; ils suffisent, pensons-nous, pour démontrer l'utilité de ces recherches bien qu'elles ne soient qu'à leurs débuts.

Il semble aussi résulter de tous les cas placés sous vos yeux qu'il est préférable que le nouveau mode d'investigation médico-chirurgicale soit mis en pratique par des médecins ; aussi ne saurions-nous trop engager nos confrères à se lancer avec nous dans cette voie nouvelle et si pleine de promesses. Le photographe joue ici un rôle minime: l'électricien a aussi un rôle secondaire ; mais si les opérateurs sont des médecins praticiens, ils seront plus aptes que tous autres à tirer parti de la photo-électrographie ; d'abord, parce qu'ils placeront les régions à explorer dans les situations les plus favorables pour chaque cas déterminé ; ensuite parce qu'ils sauront mieux interpréter les épreuves et en déduire les indications; et enfin parce qu'ils sauront éviter aux tissus ou aux organes trop sensibles les accidents de brûlure, les véritables coups de soleil électriques, comme ceux qu'on a constatés en Allemagne et même à la Salpêtrière.

III. — INDICATIONS TECHNIQUES ET NOTIONS PRATIQUES. Si nous voulons maintenant résumer au point de vue technique et médico-chirurgical, nos travaux, sans nous attarder à redire tous nos essais infructueux, et pour éviter à ceux qui nous suivront dans cette voie les tâtonnements qui nous ont fait perdre tant de temps, nous dirons d'abord qu'au point de vue purement photographique les plaques les plus rapides et les plus sensibles sont les meilleures. Le développement doit en être très lent; et il est bien d'ajouter beaucoup de bromure au révélateur, de façon à ce que rien ne soit perdu de la gélatine impressionnée et que l'image apparaisse en même temps dans ses couches profondes et superficielles. Il nous a semblé pour la netteté de l'image qu'il est préférable d'avoir une plus grande épaisseur de papier noir interposé entre la plaque et la région à reproduire. On peut voir sur un de nos clichés (N° 24[1]) qu'une feuille mince d'aluminium placée sous deux doigts d'une main, loin de nuire à la netteté de l'image semble au contraire en dessiner les contours d'une façon plus précise que pour les autres doigts.

Une fois la plaque préparée, il faut s'assurer que le

tube donne son maximum de rendement ; et pour cela son aspect extérieur, son degré de fluorescence ne sont d'aucun secours. Nous avons eu dans les mains des tubes venant d'Allemagne, d'une fluorescence magnifique, dans le verre desquels on avait bien probablement dû incorporer du verre d'urane, et dont le rendement en rayons X était déplorable. Il faut pour savoir ce que vaut un tube l'essayer avec l'électroscope ou avec l'écran fluorescent, et, pour l'un ou l'autre de ces essais, se placer toujours dans des conditions identiques.

En général, (ceci n'est pas vrai pour le tube de Colardeau), plus un tube est résistant, plus il approche du vide de Hittorf, tout en laissant pourtant passer le courant, plus il a un bon rendement ; cette période est malheureusement de très courte durée ; très vite la résistance devient trop grande, et le tube serait hors d'usage si l'on n'avait la ressource précieuse de lui faire dégager des gaz en le chauffant légèrement. Il suffit, pendant longtemps, pour conserver à un tube toute sa valeur de passer de temps en temps pendant son fonctionnement une lampe à alcool sous le verre, et plus particulièrement sous son extrémité cathodique. En usant avec précaution de cet artifice, indiqué par Chappuis, nous avons pu conserver pendant de longues heures au même tube son maximum de rendement.

Il arrive pourtant un moment où ce procédé devient inefficace ; on a beau chauffer ainsi le tube, il ne se revifie pas. Il faut alors, ou bien le mettre dans de l'eau qu'on porte à l'ébullition, ou bien le chauffer dans une étuve dont la température puisse être portée à 180° ou 200° ; quand on est obligé d'en venir là, il faut, nécessairement commencer par l'eau pour finir par le feu (étuve).

Mais quelque précaution qu'on prenne, il arrive le plus souvent qu'on a dépassé le but cherché et qu'une ampoule ainsi traitée renferme beaucoup trop de gaz qu'on doit alors lui faire résorber en la faisant fonctionner jusqu'à ce que l'écran montre que de nouveau un bon rendement est atteint. C'est dans ce cas que nous trouvons d'une grande utilité l'électrode parasite en palladium que Chabaud introduit dans ses tubes ; en l'utilisant pendant quelques secondes comme anode elle résorbe très rapidement le surplus des gaz dégagés.

Il est un autre procédé beaucoup plus empirique, mais beaucoup plus rapide que les précédents, pour s'assurer du bon rendement du tube, c'est le son rendu par le trembleur de la bobine qui varie beaucoup avec la résistance du tube. Quand on a une certaine habitude de sa bobine, on ne s'y trompe guère, et on peut fort bien juger un tube par le rythme et le bruit du trembleur.

Quel que soit le tube dont on se sert, on fera toujours bien de se rendre compte une fois pour toutes de la direction de son principal faisceau de rayons X ou plus exactement de la position, de l'inclinaison qu'il faut lui donner relativement à l'objet à reproduire. Pour cette recherche nous utilisons des petites rondelles découpées à l'emporte-pièces dans une plaque mince d'aluminium, et que nous disposons sur une plaque photographique ; après quelques secondes d'exposition, en développant la plaque on voit quelles sont les rondelles qui ont été le mieux traversées par les rayons X et qui répondent par conséquent à la direction des rayons donnant l'image la plus nette.

Inversement, pour juger de la distance optima à laquelle il faut placer le tube, nous mettons sur la plaque, séparée d'elle par plusieurs épaisseurs de papier, une feuille épaisse de cuivre percée d'un trou de quelques millimètres que nous exposons aux rayons X en rapprochant ou en éloigant le tube et en posant ainsi à différentes distances pendant quelques secondes, après avoir pour chaque pose déplacé la plaque de métal sur la surface du cliché. Nous avons ainsi une série d'images dont celle qui a les contours les plus nets en le moins de temps relatif répond à la meilleure distance du tube.

Ceci dit à propos des tubes en général, et quelle que soit leur forme, nous ajouterons quelques considérations générales concernant la source d'électricité. On a dit avoir fait de bonnes radiographies avec des machines statiques. Pour notre part nous n'avons jamais réussi; si l'on veut reproduire ainsi un objet métallique quelconque posé sur une plaque, c'est fort possible; mais quand il s'agit d'une *photographie médicale*, à moins d'avoir une machine beaucoup plus puissante que celles qu'on emploie habituellement en thérapeutique et qui donnent 10 à 15 centimètres d'étincelles, nous ne croyons pas qu'on puisse y arriver. Et encore on rencontrerait une grande difficulté pratique dans leur inversion facile. Il nous a semblé aussi qu'elles ne donnaient pas de foyer exact et déformaient beaucoup les images. Avec un diaphragme, et en éternisant alors les temps de pose, peut-être pourrait-on arriver à un résultat satisfaisant?

Tel est aussi notre avis, *jusqu'à ce jour du moins*, relativement aux générateurs à courants alternatifs de forme plus ou moins régulièrement sinusoïdale. Ils ont l'inconvénient énorme de ne pas donner de cathode fixe et de détériorer très rapidement les tubes à anodes de platine, comme les focus de Thompson. La volatilisation du métal de la cathode en recouvre très rapidement la face interne d'une couche de platine; d'autre part le déplacement à chaque renversement de courant du foyer cathodique superpose des images dont les contours ne se correspondent pas et qui manquent absolument de netteté.

Nous avons essayé de différentes façons de supprimer l'un des courants, ou tout au moins d'augmenter la résistance dans un sens, espérant que, dans un tube à résistance limitée, nous pourrions ne plus faire passer le courant que dans une direction. Pour cela nous avons intercalé dans le circuit des tubes de Geissler, des cuves électrolytiques à électrodes de surfaces très différentes, une pointe et un disque, par exemple, nous ne sommes arrivés à aucun résultat et croyons tant qu'on n'aura pas modifié et perfectionné l'outillage qu'il faut rejeter les courants alternatifs pour la radiographie.

Nous en dirons autant des courants de haute fréquence de Tesla. Nous n'avons jamais pu avec eux obtenir de bonnes épreuves, l'ampoule manquant absolument de foyer. Il faudrait diaphragmer très étroit et on augmente ainsi le temps de pose dans une proportion énorme. Ils ont aussi le gros inconvénient que la moindre étincelle, vienne-t-elle même du doigt, de l'opératenr à la terre, suffit pour percer le verre et mettre le tube hors d'usage. En Angleterre, grâce à un transformateur puissant, les résultats ont été très satisfaisants. Mais nous ne faisons ici que l'exposé de notre expérience personnelle jusqu'à ce jour.

C'est donc à la bobine de Rhumkorff seule que nous conseillons de recourir. Mais ici encore quelques indications pratiques ne seront pas, croyons-nous, hors de propos. Et d'abord la bobine ne doit être actionnée que par des accumulateurs ou par une dynamo. Les piles en effet ont un grand inconvénient, c'est que leur rendement baisse rapidement, travaillant sur une résistance aussi faible que celle de l'inducteur de la bobine, et cela alors que la résistance du tube devient plus grande et qu'il faudrait au contraire pouvoir augmenter progressivement l'intensité et le voltage de l'électromoteur.

Le trembleur de la bobine doit être à vibrations relativement lentes; c'est le contraire pour la radioscopie. Les étincelles en sont ainsi plus nourries et plus longues, et puis leur intervalle plus grand empêche l'échauffement trop rapide du tube; à cet égard l'interrupteur de Foucault nous semble préférable aux trembleurs ordinaires, à condition de réduire beaucoup la masse du fer doux pour ne pas avoir des oscillations àpériode par trop longue qui augmenteraient alors inutilement le temps de pose.

Enfin nous croyons que le fil induit de la bobine ne doit pas être trop fin, de façon à ce qu'on ait des étincelles nourries et d'une certaine intensité. C'est probablement pour la même raison que, ainsi que l'a constaté Chappuis, il faut peu de capacité au condensateur; et ceci entraîne évidemment l'obligation du Foucault pour éviter la formation d'un arc au trembleur. C'est aussi pour éviter l'arc au trembleur qu'il est bon de réduire le plus possible la distance des accumulateurs à la bobine; plus elle est grande en effet, plus il faut nécessairement de voltage pour laisser à la bobine le nombre d'ampères qu'on désire. et plus par conséquent on a une grande étincelle à l'interrupteur. La bobine de Radiguet est la plus puissante.

Etant donné un tube quelconque, est-il possible d'en renforcer l'action par des artifices autres que ceux que peut fournir l'électro-moteur ?

Nous avons fait à cet égard de nombreux essais qui ne nous ont pas donné de résultats pratiques. Nous avions d'abord pensé à augmenter la sensibilité de la plaque photographique en l'imbibant d'une solution fluorescente. On trouvera dans nos clichés plusieurs épreuves obtenues ainsi, et montrant bien un peu plus de netteté de l'image, mais cela est tout à fait insignifiant en pratique (22).

Les recherches théoriques ultérieures nous ont fait comprendre l'inutilité de nos tentatives du début pour renforcer l'image par des réflecteurs. Nous avons essayé des réflecteurs coniques ou cylindriques en platine, en plomb, en verre, séparant le tube de l'objet à reproduire ; nous en avons enduit la face interne de substances fluorescentes et phosphorescentes, cela sans autre résultat, et ce point nous semble pourtant intéressant à noter, que de déformer très sensiblement les images (8), (24[2]).

Nous n'avons non plus trouvé aucun avantage à faire fixer des pellicules sensibles sur des plaques métalliques.

Nous avons essayé de revenir aux vieux procédés de Niepce de Saint-Victor avec du bitume, de Daguerre avec de l'iodure d'argent ; nous avons repris les anciennes plaques à l'albumine et au collodion ; tout cela sans résultat pratique (63), (63 bis), (63 ter),

Il n'en est pas de même de la concentration des rayons cathodiques avec un aimant. Dès nos premiers essais, nous trouvions déjà un certain intérêt à dévier légèrement la tache cathodique en posant le cliché sur un puissant aimant permanent orienté de façon à allonger la tache cathodique parallèlement à l'axe de la région à reproduire. Depuis nous nous sommes servis d'un puissant électro-aimant à armatures très longues et mobiles dans tous les sens, à l'aide duquel nous pouvons porter le foyer sur le point de l'ampoule que nous voulons en lui donnant telle forme qui convient le mieux à la région à reproduire.

Les diaphragmes nous semblent aussi d'une très médiocre utilité. En supprimant volontairement une bonne partie des rayons actifs, on prolonge ainsi inutilement le temps de pose En dirigeant bien les lignes de force d'un électro-aimant ou même d'un simple aimant permanent, on peut très suffisamment concentrer en un point du tube tous les rayons cathodiques pour avoir un foyer aussi étroit qu'avec un diaphragme ; on obtient le même résultat avec le miroir concave proposé par Poincaré.

Nous savons bien qu'alors on voit le verre de l'ampoule chauffer très rapidement au point surexcité, se ramollir, rougir et mettre le tube hors d'usage; mais d'Arsonval a proposé pour remédier à cet inconvénient un artifice précieux qui nous a rendu les plus grands services; c'est de plonger la partie active du tube dans une capsule de celluloïd remplie d'eau. Nous avons trouvé à cela un double et très grand avantage. D'abord la température du verre ne peut monter au-delà de 100°, ce qui est sans danger pour lui. Et ensuite la production de rayons X se fait d'une façon à peu près uniforme et régulière en tous les points qui baignent dans l'eau. On n'a ainsi comme foyer qu'une calotte sphérique à laquelle on peut ne donner qu'un ou deux centimètres de diamètres, ce qui supplée absolument pour la netteté des épreuves à l'interposition d'un diaphragme.

L'eau et le celluloïd sont traversés avec la plus grande facilité par les rayons X. Il est d'ailleurs bien évident que ce qui précède n'a d'intérêt que pour les anciens tubes piriformes. Les tubes focus, qui sont à peu près seuls utilisés aujourd'hui, suppriment l'utilité de tous ces artifices que nous avons pourtant tenu à signaler parce qu'il y a encore beaucoup de personnes qui n'ont entre les mains que des ampoules piriformes d'ancien modèle avec lesquelles, par ce moyen, elles pourront obtenir rapidement de très bonnes radiographies.

Pendant que nous en sommes à ces tubes cathodiques simples nous signalerons aussi différentes modifications de forme que nous avons essayé de leur donner pour aborder plus directement certains organes.

C'est ainsi que, pour diminuer l'épaisseur des tissus du bassin, nous avons fait construire des tubes cylindriques pouvant s'introduire dans le vagin ou dans le rectum. De même aussi nous avons un tube cylindrique très réduit destiné à être placé dans la bouche derrière les arcades dentaires. Leur rendement n'est pas mauvais, mais ils ont fatalement l'inconvénient d'être trop rapprochés de la partie à reproduire et de déformer les images en raison de la divergence des rayons X. Et puis, encore ici, les rayons cathodiques tombant directement sur la paroi de verre l'échauffaient au point d'incommoder le patient. Nous avons fait plus récemment construire des tubes analogues disposés en focus qui suppriment ce dernier inconvénient.

On sait, en effet, que dans ces tubes c'est l'anode qui supporte seule l'action des rayons cathodiques. Elle peut chauffer, rougir même, sans inconvénient pour l'ampoule dont le verre reste à peu près froid.

Etant donnée une lésion pathologique à radiographier, nous recommanderons des procédés différents suivant la région, l'épaisseur plus ou moins grande du tissu, et leur intégrité relative.

Nous avons en effet constaté bien souvent que les tissus malades, phlegmasiés, présentent aux rayons X une capacité relative, à égale épaisseur, bien plus grande que des tissus sains. De même aussi les organes morts, les pièces anatomiques, même non métallisées par les solutions conservatrices, sont bien plus difficillement traversés que les tissus vivants. (Peut-être pourra-t-on tirer de là un signe d'une certaine valeur de la mort apparente.) Nous ne parlons ici que des tissus mous, car les os desséchés sont au contraire beaucoup plus transparents que les os frais, qui, eux, le sont moins que les os vivants.

Il y a d'ailleurs à cet égard de la perméabilité relative des tissus de grandes différences individuelles tenant à leur densité relative. C'est ainsi que la main d'une femme grasse, peu musclée, pourra être bien plus rapidement radiographiée qu'une main d'homme, d'ouvrier, musculeuse, à épiderme épais, bien qu'elle soit en réalité plus grosse que cette dernière.

Ce sont, en somme, comme tissus mous les masses musculaires épaisses et puissantes, celles de la cuisse, de l'épaule par exemple, qui opposent le plus de résistance aux rayons X.

Les articulations malades, un genou atteint de tumeur blanche par exemple, les indurations ou pseudo-ankyloses fibreuses péri-arthritiques demandent aussi un temps de pose plus long que l'épaisseur vraie des tissus ne le laisserait supposer.

Quelle que soit la région à radiographier, nous conseillons toujours de l'explorer d'abord avec un écran fluorescent. On peut ainsi se rendre de suite compte de la meilleure direction à donner au tube, et de la position dans laquelle on doit placer le membre pour faire au mieux ressortir la lésion.

Si on a affaire à une main, un poignet, un avant-bras, un cou de pied, nous ne saurions trop conseiller d'employer l'excellent tube de Colardeau. Il permet d'utiliser une source d'électricité relativement faible : une bobine de 6 ou 7 centimètres d'étincelles, actionnée par 3 ou 4 accumulateurs, donne de remarquables épreuves, d'un fouillé, d'une netteté telle qu'on les croirait photographiées avec un objectif.

Ses inconvénients sont sa faible capacité et sa petite résistance qui obligent à le conduire avec de grands ménagements. Pour éviter de rougir l'anode, on doit interrompre fréquemment le courant et adopter à peu près ce rythme, une seconde de marche, 2 secondes de repos. Malgré cela la durée de la pose n'excède pas 4 à 6 minutes pour une main, un poignet ou un avant-bras, et 15 à 20 minutes pour un coude ou un cou de pied. On peut ne pas l'éloigner de l'objet à reproduire de plus de 20 à 25 centimètres;

mais dans tous les cas, il est très important de bien rechercher son point de rendement maximum et d'y placer la région capitale à reproduire.

Pour une région plus difficile à traverser, une épaule, une hanche, voire un genou, nous employons le tube focus de Thompson, dont le meilleur mode d'utilisation est certainement celui qu'a fait connaître Chappuis. Le tube de Thompson étant de construction beaucoup plus robuste que celui de Colardeau, il n'y a aucun inconvénient à en rougir l'anode. Chappuis cherche même systématiquement à atteindre ce résultat. Disposant de moyens d'action très énergiques, cet habile expérimentateur actionne une puissante bobine avec 110 volts et 10 ou 12 ampères et la munit d'un interrupteur de Foucault. Il pousse la résistance de ces tubes jusqu'à un point très voisin du vide de Hittorf et entretient l'anode focale au rouge vif. C'est ainsi qu'il a pu réduire dans une grande proportion le temps de pose et obtenir les remarquables radiographies que l'on connaît et admire.

Imbert et Bertin-Sans, dans leur laboratoire de Montpellier, peuvent aussi l'employer et recommandent un courant de 10 à 12 ampères ; leurs résultats sont aussi très remarquables.

Nous ne doutons pas que ces conditions soient excellentes; mais pourtant, ne pouvant disposer que de 6 à 8 ampères, nous avons obtenu de bonnes radiographies comparables à celles de ces maîtres physiciens, peut-être il est vrai avec quelques minutes de pose de plus.

Pour cette question si importante du temps de pose, il nous est bien difficile de rien préciser. Il y a dans une radiodraphie tant de facteurs variables, le rendement de deux tubes en apparence identiques peût être si différent, qu'on ne peut arriver que par empirisme à la déterminer à peu près exactement.

Pourtant avec les excellents focus construits aujourd'hui par Chabaud, on ne dépasse plus guère 15 ou 20 minutes pour les régions d'assez grande épaisseur.

Et ces résultats si intéressants, si pleins d'espérance pour les diagnostics futurs, ne sont pas, comme on pouvait le supposer, obtenus au dépens de la netteté des parties osseuses, qui au contraire sont très remarquablement venues sur ces épreuves. Les rayons X qui prennent naissance dans ces tubes focus présentent-ils quelque différence de vibration avec les autres ? Ou bien cela est-il dû à ce qu'avec eux les temps de pose sont moins longs ? La première hypothèse nous séduit davantage. Car en somme, s'il n'y avait là qu'une question de temps de pose, nous aurions dû entrevoir quelque chose d'analogue sur nos anciennes radiographies trop peu posées ; et si l'intensité seule de la source lumineuse était en jeu possédant des qualités identiques pour les deux formes de tubes, étant donné la netteté remarquable des os, avec les focus on ne devait avoir absolument plus rien comme parties molles. C'est en effet ce qui arrivait avec les anciens tubes. Quand leur rendement était parfait, quand la pose était un peu longue, les tissus mous disparaissaient complètement, on se trouvait en présence d'une photographie de squelette. Ici au contraire nous avons les deux choses, netteté extrême du squelette et différenciation des parties molles.

Jusqu'à plus ample informé, nous voulons croire qu'il y a là une propriété inhérente aux tubes focus qui émettent probablement des vibrations de longueur d'onde un peu différente de celle des premiers rayons X et par conséquent jouissent de propriétés autres.

Si cela est vrai, et de toutes façons même quelle que soit l'interprétation de ce phénomène, il y a là au point de vue médical un progrès d'une importance considérable qui fait qu'aujourd'hui nous ne désespérons plus de pouvoir dans l'avenir obtenir des photographies, non seulement des os, mais des parties molles altérées par des lésions pathologiques. Il nous semble à priori qu'il doit y avoir une grande différence de perméabilité entre un épithelioma ou un fibrome et les tissus ambiants, de même entre des faisceaux musculaires et leur graisse celluleuse.

Cette constatation est encore trop récente pour que, à notre grand regret, nous ayons pu essayer de reproduire ainsi et de vous montrer quelques radiographies de tumeur.

Avec les premiers tubes que nous employons et dans lesquels les rayons X prenaient naissance à la surface du verre de l'ampoule, tous les tissus organiques autres que les os étaient également traversés. Leur épaisseur seule était la cause de la non-perméabilité des organes.

Dans la plupart de nos radiographies, vous pouvez voir en effet que les tissus mous entourant le squelette sont indiqués seulement par une pénombre plus ou moins opaque suivant l'épaisseur de la région à reproduire ; mais dans cette pénombre on ne distingue pas de nuance, les cartilages, le périoste, les muscles, le tissu cellulaire, la peau, les ongles, tout est confondu. Tandis qu'au contraire avec les tubes de forme focus, c'est-à-dire dans lesquels les rayons X prennent naissance dans le vide de l'ampoule, et plus particulièrement encore avec les tubes de Colardeau, les silhouettes des différentes parties molles se juxtaposent sans confusion en prenant des tons plus ou moins foncés. Vous pouvez le voir sur cette radiographie d'un genou atteint de tumeur blanche qui montre les groupes musculaires avec une netteté extrême bien distincte des os, et séparés les uns des autres par le tissu cellulaire qui a été beaucoup plus facilement traversé que le muscle (60). Dans l'espace nterarticulaire, vous voyez des parties plus ou moins ombrées qui doivent répondre à des points d'infiltrations inflammatoires variables. Voici une main dont les ongles des doigts sont nettement dessinés et ont laissé une pénombre plus foncée que les tissus mous du voisinage. Enfin, veuillez regarder ce pied dont on aperçoit, très bien isolés les uns des autres, les tendons musculaires ainsi que les bandes fibreuses des os du tarse.

Si on avait à explorer une région très épaisse, un thorax d'adulte vivant, par exemple, ou un bassin ou un abdomen gravide, le temps de pose deviendrait beaucoup plus long, et comme d'autre part la netteté de l'image serait empêchée par les mouvements d'expansion respiratoire pour le thorax, par les mouvements du fœtus pour l'abdomen, nous conseillons de ne pas chercher, du moins jusqu'aujourd'hui, à utiliser la radiographie, non pas impossible, mais très difficle, et d'employer un bon écran fluoroscopique comme ceux dont on peut disposer maintenant.

En prenant comme source de rayons X un tube à deux anodes et à large cathode plane qui donne un puissant et large faisceau de rayons parallèles, en l'actionnant avec une bobine donnant 35 ou 40 centimètres d'étincelles, on obtient des silhouettes très remarquables permettant de distinguer parfaitement le gril costal, la colonne vertébrale ou le sternum, donnant à la cavité thoracique une assez grande transparence pour qu'on voie parfaitement battre le cœur ou l'aorte. Les poumons sains apparaissent en clair.

Il y a là, croyons-nous, toute une source de recherches très intéressantes et nouvelles; car la transparence des poumons doit varier suivant qu'ils sont sains ou inflammés, scléreux ou infiltrés de tubercules, ou entourés d'une plèvre épaissie, etc.

Les hypertrophies du cœur, les péricardites. les inégalités de rythmes des cavités cardiaques pourront sans doute bientôt se voir assez facilement pour apporter ainsi un puissant appoint au diagnostic.

Et ce que nous disons ici des organes intrathoraciques ou abdominaux sera peut-être bientôt vrai pour toutes les parties molles, les cavités craniennes, le bassin et l'étude de la grossesse.

Nous devons en effet, pour terminer, insister sur ce point, qui a peut-être une haute importance théorique, mais qui *certainement* présente au point de vue médical, celui qui nous intéresse surtout, une valeur pratique considérable.

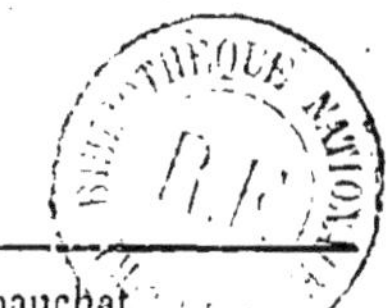

Paris. — Imp. Alcan-Lévy, 24, rue Chauchat.